NOUVEAU MODE

DE TRAITEMENT

DES ULCÈRES DES JAMBES

Par le Dr E. TRASTOUR

Ancien interne des Hôpitaux de Paris, Médecin suppléant des Hôpitaux de Nantes.

NANTES

imprimerie de Mme Ve C. Mellinet, place du Pilori, 5.

DE L'UTILITÉ

D'UN

TRAITEMENT INTERNE PAR L'IODURE DE POTASSIUM

DANS LES

ULCÈRES DES JAMBES

ORS MÊME QU'ILS NE SONT PAS SYPHILITIQUES,

PAR M. LE Dr E. TRASTOUR,

Ancien interne des Hôpitaux de Paris, Médecin suppléant des Hôpitaux de Nantes.

La fréquence des ulcères des jambes, surtout dans la classe nécessiteuse, la difficulté de leur guérison, la facilité de leurs récidives, sont connues de tout le monde.

Parent-Duchâtelet (*Annales d'hygiène*, 1830), a cherché à découvrir, par la statistique, la véritable cause de cette infirmité et de la fâcheuse prédilection qu'elle a pour les artisans. Après avoir fait justice de beaucoup d'opinions erronées, il arrive à cette conclusion : que les ouvriers qui travaillent debout et sont exposés à se faire aux jambes de légères plaies, voient ces plaies se convertir en ulcères par suite de la continuation de leurs travaux.

Pour Philippe Boyer (1), la vraie cause des ulcères

---

(1) Mémoire sur un mode de traitement des ulcères des jambes, sans assujétir les malades ni au repos ni au régime. (*Gazette Médicale de Paris*, 1841, p. 470.)

1858

réside dans une disposition de la constitution qu'il appelle : *Diathèse ulcérante.* Toutes les autres causes internes ou externes, générales ou locales, admises par les auteurs, ne sont, suivant cet écrivain, que des complications.

Les complications peuvent bien entretenir la maladie, mais non la faire naître.

L'ulcère vient spontanément ou succède à une solution de continuité qui subit l'influence de la *diathèse ulcérante* (*inflammation ulcérative*, de Hunter).

Les complications locales sont par ordre de fréquence : les varices, l'eczéma, l'inflammation, la gangrène, les callosités, les fougosités.

Les complications générales sont : la syphilis, la scrofule, le scorbut.

L'ulcère dartreux n'existe pas pour Philippe Boyer ; et l'ulcère cancéreux est, avec raison, laissé de côté par lui.

Il est impossible d'accepter quelques-unes des idées qui précèdent sans modification. Sans doute, il faut bien admettre une disposition particulière chez l'individu affecté d'ulcère, c'est-à-dire, d'une plaie qui, au lieu de se cicatriser, reste stationnaire, s'étend ou se reproduit sans cesse. Qu'on appelle, si l'on veut, cette disposition, *diathèse ulcérante ;* mais pourquoi faire d'elle quelqne chose d'indépendant, un être de raison, au lieu de reconnaître simplement, avec tout le monde, qu'elle peut naître sous l'inflnence de diverses causes générales et locales, qu'il serait injuste d'abaisser au rôle de complications?

Le traitement, préconisé par Phil. Boyer, consiste :

1° A entourer, dès le premier jour, la jambe malade de bandelettes de diachylon gommé, dans toute l'étendue de l'ulcère, quels que soient sa nature et son état présent.

2° A recouvrir le membre d'un bas lacé ou d'une bande.

3° A permettre au malade de marcher et de vaquer à ses occupations, sans suivre aucun régime.

Ce traitement est celui de Baynton, quelque peu modifié ; il est très-simple, très-avantageux, très-commode dans un grand nombre de cas. Sur 237 malades auxquels il avait été appliqué, 128 ont été guéris complètement, 85 ne sont pas revenus assez longtemps, 33 ont été laissés en traitement, 9 n'ont pas été guéris, et tout prouvait qu'ils ne pouvaient pas être guéris par cette méthode, 22 ont eu des récidives.

Il est permis de conclure de ces résultats que la *diathèse ulcérante* n'a pas toujours autant d'importance que l'affirme notre auteur, puisqu'elle a pu céder 118 fois à l'action topique de simples bandelettes ; et, d'autre part, qu'il serait déraisonnable d'adopter cette médication, à l'exclusion des autres, puisqu'elle a été parfois impuissante à faire cicatriser les ulcères, et plus souvent encore à prévenir les récidives. L'influence de la diathèse méritait, dans ce dernier cas, plus de considération; après l'avoir exaltée, l'auteur n'en tient plus aucun compte!

En continuant à jeter un coup-d'œil sur l'histoire thérapeutique des ulcères des jambes, il y aurait lieu de s'étonner du grand nombre et de la variété des moyens qui ont été préconisés contre eux, si toutes les maladies rebelles ne jouissaient du même privilége.

Les méthodes les plus opposées (1), comme il arrive toujours, ont eu des succès, ont eu et comptent encore des partisans. Mais il est fâcheux que les auteurs ne se soient pas attachés à déterminer, d'une manière plus précise, les circonstances qui indiquent ou contre indiquent l'emploi de chacune!

Au lieu de cela, la plupart préconisent un mode unique de traitement. Il n'est pourtant pas besoin d'avoir une grande expérience de ce genre de maladie pour être convaincu de la nécessité de varier la médication qu'on lui applique.

Les émollients et les excitants, les sédatifs et les caustiques, les pansements fréquents et les pansements rares, l'eau froide, la plaque de plomb ou de caoutchouc, les bandelettes agglutinatives, la compression, le bas lacé,

---

(1) J.-L. Conté. *Recherches sur le traitement des ulcères des jambes*. (*Archives*, 1843, 3e v., p. 157.)

le repos et la marche, les procédés d'incubation même sur lesquels on vient de rappeler l'attention (*Union Médicale*, 29 mai 1858), tour à tour vantés par les auteurs, peuvent trouver, suivant l'état de l'ulcère, suivant les circonstances locales qu'il présente, un utile emploi.

Beaucoup d'écrivains, anciens et modernes, ont insisté, avec raison, sur la nécessité de calmer d'abord la douleur, d'abattre l'inflammation, de diminuer l'engorgement des parties. Quand la suppuration est très-abondante, âcre, irritante, on conçoit l'utilité des lavages et des pansements fréquents ; quand, au contraire, elle est peu abondante, les pansements rares sont préférables.

La décomposition des produits de la suppuration, qui, suivant M. Conté, peut donner lieu à des gaz ammoniacaux, n'est pas moins nuisible, dans certains cas, que l'exposition fréquente à l'air et le nettoiement trop exact et trop complet de la plaie dans beaucoup d'autres.

L'état général du sujet, les vices dont sa constitution peut être entachée, méritent aussi une considération particulière. Underwood, Everard Home, à l'exemple des anciens, associaient souvent un traitement interne, par les toniques, les amers, le fer, le quinquina, aux moyens locaux qu'ils dirigeaient contre les ulcères.

La syphilis, les scrofules, le scorbut, les dartres, ont toujours été traités à part, quand on a soupçonné leur participation au développement ou à l'entretien de la maladie.

On peut donc dire que nous sommes riches de ressources contre les ulcères des jambes, contre leurs causes et leurs complications, tant locales que générales ; et, en définitive, le bon sens suppléant aux indications qui manquent dans beaucoup d'ouvrages, peut le plus souvent guider heureusement dans le choix et la combinaison des moyens thérapeutiques qu'on oppose à cette maladie.

Comment se fait-il donc que nous ayons si souvent sous les yeux le triste spectacle de malheureux affectés, depuis des années, d'ulcères des jambes qui s'entretiennent ou se reproduisent avec une tenacité désespérante ? Ces malades affluent vers les hôpitaux, et, bien qu'ils ne s'y présentent, pour la plupart, que lorsque la violence de la douleur les oblige à cesser leurs travaux, ils ne peuvent pas tous y trouver place.

Tout le mémoire de Parent-Duchâtelet est un éloquent plaidoyer en faveur de ces infortunés; ce médecin philanthrope s'étonne qu'on leur refuse l'entrée des hôpitaux, à eux auxquels le repos est indispensable, qui sont guérissables, qui peuvent rendre encore des services à leurs familles et à la société, quand on laisse encombrer les salles de phthisiques, de cancéreux voués à une mort certaine, quand on y admet encore une foule de maladies aiguës, légères et susceptibles de guérir en peu de jours, sans le secours de la médecine et par les seules forces de la nature. Il blâme hautement la répugnance bien connue des chirurgiens pour le traitement des ulcères.

Le travail de Philippe Boyer qui semble une réponse directe à celui qui précède, en rassurant la conscience troublée des administrateurs des hôpitaux de Paris, vint prouver, quelques années plus tard, que les réclamations de Parent-Duchâtelet étaient exagérées, et qu'un grand nombre de malades, atteints d'ulcères de jambes, pouvaient être traités efficacement et guéris sans être admis dans les hôpitaux. M. Conté qui combat, à son tour, les prétentions, un peu trop élevées, du traitement de Philippe Boyer, reconnaît pourtant que la majorité de ces malades peut se passer du séjour de l'hôpital.

Depuis longtemps déjà Underwood avait émis l'idée que l'exercice était non-seulement possible, mais utile pendant le traitement des ulcères de jambe. Avant même l'importation de la méthode de Baynton, en France, par le professeur Roux, un nommé Gaillard la mettait en pratique à Paris, et loin de recommander le repos à ses malades, les forçait à marcher. Il est facile de comprendre que les récidives, en effet, soient plus fréquentes, comme le dit Philippe Boyer, quand le malade est laissé au repos pendant le traitement; la cicatrice se forme alors plus vite, il est vrai, mais dès que le mouvement est repris, les parties sous-jacentes lui impriment des tiraillements qui la rompent en peu de temps ; tandis que si on laisse marcher le malade, la cicatrice se forme sur des parties qui se meuvent incessamment, de sorte qu'elle n'est complète que lorsqu'elle peut résister aux mouvements imprimés.

Dans beaucoup de cas il est donc possible, il est même préférable de ne pas condamner les malades au repos ; ils peuvent continuer leurs occupations ; il n'est pas nécessaire qu'ils soient admis dans les hôpitaux. Mais tous les ulcères ne s'accommodent pas de cette méthode ; les résultats obtenus par Philippe Boyer lui-même le témoignent. (V. page 2.)

Je reconnais les avantages des diverses médications que j'ai rappelées sommairement plus haut, et, en particulier, de celle de Baynton, que Philippe Boyer a tant contribué à mettre en honneur parmi nous ; je crois qu'elles peuvent, à elles seules, guérir la majorité des ulcères des jambes ; mais puisque isolées ou combinées, elles se montrent inefficaces ou insuffisantes pour un assez grand nombre d'autres, il ne serait pas superflu et inutile d'avoir à sa disposition un moyen nouveau qui pût aider, hâter et assurer leurs effets, qui pût diminuer le nombre, encore trop grand, des ulcères qui passent pour incurables.

Ce moyen, le hasard semble me l'avoir offert, et quelques essais heureux m'engagent à le proposer ; mais je me hâte d'ajouter que, si je suis arrivé seul à me faire une conviction sur sa valeur, un de nos confrères, aussi distingué que modeste, auquel m'attachent des liens de famille et d'amitié, et que tous les médecins de Nantes estiment et apprécient, M. le docteur Tigé, l'avait mis en pratique longtemps avant moi.

PREMIÈRE OBSERVATION.

Je fus consulté, en 1855, par la veuve L..., âgée de 52 ans, tailleuse, d'une constitution débilitée, d'un teint jaune et pâle, amaigrie, atteinte depuis dix ans, de nombreux et vastes ulcères à la jambe droite. Cette femme me raconta qu'à l'âge de 42 ans, le flux menstruel s'était supprimé tout-à-coup chez elle, par suite des émotions qu'elle éprouva à la mort de sa mère, et n'avait plus reparu. Six mois après cet événement, sans accident, sans coup ni chute, sans maladie, des rougeurs apparurent sur sa jambe; elles furent bientôt suivies d'ulcérations qui se sont multipliées, agrandies, creusées, sans jamais se fermer jusqu'à ce moment. La patiente s'est soumise à une foule de traitements qui n'ont nullement amélioré sa position; elle est restée à l'hôpital quatre mois; elle y a même subi un traitement par les bains de sublimé, sans résultat avantageux; il est vrai qu'il n'a pas été très-prolongé.

De l'interrogatoire qu'à plusieurs reprises je fis subir à cette femme, je ne pus tirer aucune conviction sur l'existence ou la non-existence, chez elle, d'une infection syphilitique.

Jamais d'éruption à la peau, de maux de gorge, de boutons à la tête. Cependant, en 1826, quelque temps après son mariage, elle se souvient avoir eu deux ulcérations aux parties génitales et une glande engorgée à l'aîne, qui guérirent, du reste, sans médication mercurielle.

Sauf une surdité dont la veuve L... est atteinte, à un un haut degré, depuis longues années, aucune autre circonstance pathologique antérieure digne d'être notée.

A l'époque où je vis la malade pour la première fois, 20 ulcères de diverses formes, de diverses grandeurs existaient sur sa jambe, depuis le genou jusqu'aux chevilles; une suppuration abondante, très-fétide, quelquefois des hémorrhagies considérables, parfois des détritus gangréneux existaient sur quelques-uns, et, en particulier, sur le plus vaste, situé à la partie inférieure et externe de la jambe, et occupant une étendue de 7 à 8 centimètres sur 5 à 6 de largeur.

Le fond de ces ulcères était, en général, sanieux, les bords découpés à pic et irréguliers, quelques-uns se couvraient comme les parties de la jambe qui n'étaient pas ou n'étaient plus entamées, de croûtes épaisses, jaunâtres où brunes ; des cicatrices déprimées, arrondies ou irrégulières, se faisaient remarquer sur les points d'où les croûtes étaient tombées, sans laisser de nouvelles ulcérations.

Autour des plaies, il y avait de la rougeur à la peau, mais fort peu de gonflement. Les douleurs éprouvées par la malade étaient incessantes et parfois très-violentes ; le travail était impossible, la marche extrêmement pénible, ne se faisait que sur la pointe du pied, attendu que soit par suite de la douleur, soit aussi en raison des plaies qui avaient existé sous le jarret, il y avait rétraction des muscles postérieurs de la cuisse et flexion légère, mais permanente de la jambe. — Réseau veineux sous-cutané asssez développé, mais pas de varices.

Quoique les renseignements fournis par cette femme, ne me semblassent pas autoriser une ferme conviction sur la nature de son mal, j'acceptai néanmoins l'hypothèse d'une infection syphilitique ancienne, en faveur de laquelle l'aspect et le nombre des ulcères, des croûtes, des cicatrices semblaient d'ailleurs plaider.

Je prescrivis: iodure de potassium, trente grammes, dans trente cuillerées d'eau ; prendre deux, puis trois cuillerées par jour, au commencement des repas. — Le traitement topique que cette femme avait adopté depuis des années et qui consistait en des lotions journalières, en des applications de pommade camphrée ne fut pas modifié.

Au bout d'un mois de cette médication, une amélioration considérable s'était produite ; les ulcères se détergeaient et tendaient à la cicatrisation ; la douleur diminuait ; les hémorrhagies, les détritus gangrèneux avaient disparu. — Ce fut alors qu'ayant eu l'occasion de parler de ce fait à M. Tigé, il m'entretint des succès qu'il avait obtenus, à l'aide de l'iodure de potassium, contre les vieux ulcères de jambe, en élevant la dose de ce médicament jusqu'à 7 et 8 grammes par jour, à l'exemple de M. Ricord.

D'après cela, je fis progressivement augmenter le nombre des cuillerées de solution iodurée, prises par la veuve L... jusqu'à 6; jamais elle n'en a pris davantage; l'amélioration fut telle, que je pus bientôt diminuer cette dose, suspendre même le médicament. Mais, réduit à des limites fort restreintes, le mal ne disparaissait pas entièrement; il y eut des temps d'arrêt dans la cure; et ce n'est qu'au bout de 18 mois qu'elle fut complète.

La malade ne prit pas toujours son remède pendant cette période, mais de temps en temps, elle y revenait, à la dose de 3 ou 4 grammes par jour. Je fis prendre vers la fin du traitement un bas lacé et le cérat de Saturne remplaça la pommade camphrée.

Une fois, croyant que l'iodure de potassium serait impuissant à terminer le mal, après l'avoir si bien amendé, je prescrivis la solution arsenicale de M. Boudin; mais la malade n'en prit que quelques jours, à cause des nausées qu'elle éprouva.

Enfin, depuis 18 mois la veuve L. . est complètement guérie; la jambe est couverte de cicatrices déprimées, la plupart bleuâtres ou violacées; la peau, çà et là, présente des lamelles argentées et luisantes qui se détachent; les veines sous-cutanées sont toujours assez développées, pas plus du reste qu'à la jambe gauche qui est toujours restée saine; mais sans varices. La rétraction, le gonflement, la douleur ont complètement disparu. La malade ne porte plus à présent son bas lacé.

La santé générale n'a pas été troublée et est même devenue meilleure. La fraîcheur et l'embonpoint ont reparu depuis que la malade ne souffre plus.

Des amers, une purgation de précaution lui ont été seulement prescrits, à sa sollicitation, à la fin du traitement.

Sitôt que j'avais vu l'iodure de potassium modifier favorablement l'état si fâcheux de la veuve L. . . , la nature du mal m'avait semblé ne plus pouvoir faire l'objet d'un doute, en vertu de l'aphorisme : *naturam morborum ostendunt curationes.*

M. Tigé me dit pourtant qu'il ne s'inquiétait plus de rechercher si les ulcères qui se présentaient à lui étaient ou non syphilitiques. (Cette recherche d'ailleurs est souvent infructueuse) ; il prescrit d'emblée l'iodure de potassium ; seulement il ne néglige pas les indications locales ; quand il y a des varices, par exemple, il a recours au bas lacé ; souvent aussi il fait laver les ulcères avec la décoction de feuilles de noyer.

IIe OBSERVATION.

Peu de temps après avoir observé les bons effets de l'iodure de potassium dans ce cas, j'étais consulté par une femme mariée, âgée de 34 ans, d'une forte constitution, de tempérament nervoso-sanguin qui, à la suite d'une entorse, avec gonflement considérable, dû à un épanchement sanguin, lequel fut évacué par un coup de lancette, avait vu se former plusieurs ulcères à la jambe gauche. Pendant deux ans, elle y éprouva des douleurs atroces ; il lui était impossible de marcher, de se lever même parfois ; un gonflement considérable accompagnait les ulcères, qui ne se fermèrent pas pendant tout ce temps.

Quand je vis la malade, ces ulcères étaient au nombre de dix environ, disséminés sur les parties antérieure et latérale du coude-pied ; petits pour la plupart, arrondis ou ovoïdes, à bords découpés à pic, à fond gris, sanieux, l'un d'eux offrant même un point comme gangréneux ; ils ne suppuraient pas beaucoup à ce moment. Mais la suppuration d'une odeur toujours fétide, avait été plus considérable auparavant, on avait vu jusqu'à l'os, suivant la patiente.

Des traitements de toute sorte avaient été essayés ; l'art et l'empirisme avaient échoué.

J'interrogeai avec soin la malade à plusieurs reprises ; je ne parvins à découvrir rien qui indiquât l'influence du virus syphilitique. En conséquence, je lui appliquai simplement, tous les huit jours, après avoir touché les plaies avec la teinture d'iode, des bandelettes de diachylon gommé, auquel on avait ajouté, suivant la formule de M. Herpin, de Genève, 1/20e de tannate de plomb.

Une amélioration notable se produisit assez vite. Quoiqu'il n'y eût pas de varices, mais seulement des veines sous-cutanées assez développées, j'ajoutai à la médication le bas lacé qui me semblait propre à aider à la guérison, en diminuant le gonflement.

En deux mois, en effet, les ulcères étaient cicatrisés; mais toute douleur et tout gonflement n'avaient pas disparu.

Je fis alors une absence d'un mois; à mon retour, je trouvai la jambe de cette femme presque aussi malade qu'à ma première visite.

Le bas lacé n'avait pas été abandonné, mais il n'était supporté qu'à grand'peine. La marche, la station debout étaient douloureuses, et quelquefois impossibles.

La pensée d'un vice syphilitique se représenta à mon esprit, et, sans avoir appris rien de nouveau à cet égard, malgré le succès momentané qu'avait eu le premier traitement, exclusivement local, je me décidai à chercher dans l'emploi de l'iodure de potassium à l'intérieur, une guérison plus sûre et plus solide.

Deux, trois, quatre grammes de ce médicament furent administrés progressivement, chaque jour, dans autant de cuillerées d'eau, avant les repas. En six semaines, la guérison fut parfaite et ne s'est pas démentie depuis plus de deux ans.

Quand j'ai revu cette femme tout dernièrement, elle m'a dit que sa jambe était plus solide que celle qui n'avait pas été malade; elle porte des cicatrices blanches, déprimées, arrondies ou allongées. Nul gonflement, nulle douleur; depuis six mois, le bas lacé a été abandonné.

La santé générale que la souffrance avait altérée, comme le caractère, est devenue excellente; la figure est fraîche, et l'embonpoint et la gaîté ont reparu.

Ma foi dans l'aphorisme d'Hippocrate, cité plus haut, était, je l'avoue, déjà un peu ébranlée; un traitement purement local ayant procuré une guérison momentanée, j'avais peine à admettre la nature spécifique du mal dans ce deuxième cas, par le seul fait de la cure radicale, au moyen de l'iodure de potassium.

De ce que ce médicament guérit les ulcères syphilitiques me disais-je, doit-on conclure qu'il ne peut pas guérir des ulcères d'une autre nature ? N'y a-t-il pas, au contraire, quelque raison de supposer que ce sel ayant une vertu cicatrisante pour certains ulcères, peut bien avoir la même vertu pour d'autres ?

Qu'il y ait aux jambes des ulcères syphilitiques, personne n'en doute, tous les auteurs l'affirment ; le premier cas que j'ai cité me semble encore devoir être rangé dans cette catégorie. Mais en l'absence de toute manifestation antérieure vers les parties génitales, vers la peau et les muqueuses, est-il permis de soupçonner toujours l'influence vénérienne ? Evidemment non, surtout si l'on voit le mal succéder à une lésion traumatique, comme dans la deuxième observation, ou bien préparé et entretenu par des circonstances locales, par des varices, par exemple, comme dans les cas qui vont suivre.

Sur les 237 malades que Philippe Boyer a soumis à sa méthode, un seul, suivant lui, était syphilitique ; mais, je le sens bien, c'est une assertion sur laquelle il est impossible de s'appuyer.

IIIe OBSERVATION.

Ma conviction n'était pas encore arrêtée, quand j'eus à traiter une cuisinière, âgée de 50 ans, n'ayant plus ses règles depuis trois ans, d'une forte constitution, d'un embonpoint considérable, affectée de deux ulcères, l'un remontant à 14 ans, à la jambe droite, l'autre datant seulement de deux ans, à la jambe gauche.

Le *premier* situé un peu au-dessus de la malléole interne, avait pris naissance par suite de tiraillements sur une excroissance de chair, qui occasionnèrent un gonflement inflammatoire considérable de la jambe ; il s'est fermé et rouvert jusqu'à quatre fois, à d'assez longs intervalles ; trois fois une chute ou un coup a déterminé sa réouverture ; une fois, il est revenu spontanément. Il a duré la première fois trois mois, la deuxième 6 mois, la troisième un an, la quatrième deux ans ; la dernière fois quand j'ai commencé à soigner cette malade, il durait depuis trois ans. La première fois il a été guéri par les sœurs des Incurables, à l'aide de cataplasmes et d'un onguent ; la deuxième fois, il s'est guéri seul ; la troisième et la quatrième, il s'est fermé sous l'influence du crayon de nitrate d'argent. Des érysipèles sont survenus plusieurs fois à cette jambe, sans modifier son état.

Le *second* ne date que de deux ans, et provient d'un coup reçu à la partie interne et inférieure de la jambe ; il ne s'est jamais fermé. Il est arrondi, profond, de 6 à 7 centimètres de diamètre, à bords découpés à pic, à fond noir, sanieux, couvert d'un détritus albumino-fibrineux ; la suppuration est abondante et fétide ; de temps en temps, il laisse couler du sang en abondance. Il y a de la rougeur, un engorgement dur autour de la plaie ; des douleurs atroces rendent la station et la marche impossibles. Mais souvent aussi la chaleur du lit exaspère encore les souffrances.

La jambe droite n'est pas moins douloureuse, bien que l'ulcère soit aujourd'hui réduit à une très-petite étendue, et suppure très-peu.

On voit sur les deux jambes une grande quantité de veines sous-cutanées, capillaires ; à gauche, il y a, au-dessous du genou, une nodosité variqueuse très-prononcée.

Chez cette personne il n'y avait aucun soupçon possible de vice syphilitique ; outre les garanties fournies à cet égard par les guérisons antérieures, à l'aide de moyens exclusivement locaux, la présence de varices, les causes traumatiques qui avaient fait renaître le mal, expliquaient suffisamment son existence.

Aussi me bornai-je à prescrire l'usage constant de bas lacés, que la malade avait déjà portés, mais que la douleur lui avait fait abandonner ; et les bandelettes de diachylon imbriquées, à renouveler de 4 en 4 jours.

En deux ou trois semaines, l'ulcère de la jambe droite

était cicatrisé. Celui de la jambe gauche sembla d'abord aussi lui vouloir tendre à la cicatrisation ; quelques bourgeons charnus parurent sur les bords, au bout de quelques semaines. Mais la malade ayant éprouvé de la constipation, avec dégoût pour les aliments, malaise général, ces heureux préludes de cicatrice disparurent, et l'ulcère, conservant son vilain aspect, s'agrandit encore.

Ce fut alors que je me décidai à recourir, une troisième fois, à l'iodure de potassium à l'intérieur, à la dose de 2 grammes d'abord, puis 3, 4, 5 grammes au plus, par jour, dans autant de cuillerées d'eau.

En huit jours, il y eût une modification telle que la guérison me parut dès-lors assurée ; le fond de l'ulcère s'était déjà relevé, les bords affaissés, des bourgeons charnus vermeils avaient paru sur toute sa surface. En six ou sept semaines, l'ulcère était complètement fermé, et la malade avait consommé, en tout, 180 à 200 grammes d'iodure.

Je dois dire que, voyant l'ulcère grandir sous l'influence des bandelettes de diachylon, j'avais eu recours aux cataplasmes froids de bouillie de froment ; pour accélérer la guérison, j'employai plus tard de petites douches d'eau froide, les attouchements avec l'alcool camphré, la teinture d'iode, etc.

La malade n'observa pas plus le repos qu'auparavant ; au contraire, les bas lacés étant devenus supportables (car la douleur, l'engorgement disparaissaient, en même temps que la plaie se fermait), cette personne commença bientôt à sortir et à marcher.

La guérison date à présent de quatre mois et demi, et la patiente que j'ai purgée par précaution, plusieurs fois, fait de longues courses, sans douleur ni fatigue, et ne s'est jamais sentie si à l'aise depuis 14 ans. Car elle insiste sur ce point que lors même que ses plaies étaient guéries les autres fois, la douleur et le gonflement persistaient, la marche était pénible, en un mot, elle craignait sans cesse la reproduction du mal.

Une circonstance qu'il n'est pas inutile de mentionner,

c'est que, sur la cicatrice, se forma une croûte dure, large et épaisse, qui aurait pu reproduire l'ulcère, si je ne l'eusse ramollie avec un corps gras. J'ai hâté sa chûte par des lavages à l'eau fraîche, et, quand elle a été tombée, j'ai fait lotionner la partie avec une solution légèrement iodurée.

A moins de prétendre que tous les ulcères de jambe sont de nature syphilitique, ce qui serait, à mon avis, non moins déraisonnable que de soutenir qu'ils ne sont jamais de cette nature ; d'après ce seul fait, il me semblerait difficile de nier l'efficacité de l'iodure de potassium, dans les ulcères de jambe non syphilitiques.

La seconde observation permettait encore des doutes, en raison du nombre des ulcères surtout, bien qu'ils fussent groupés dans un petit espace, qu'ils eussent pour origine une lésion traumatique, qu'ils eussent cédé d'abord à un traitement purement local, enfin que rien vers les parties génitales, la peau et les muqueuses n'eût donné lieu de soupçonner l'influence vénérienne.

Mais dans ce troisième cas, sans parler de la moralité certaine de la personne, puisque quelques médecins se rient d'une pareille affirmation, comment oserait-on dire que l'ulcère devait être syphilitique, l'iodure de potassium l'ayant guéri, quand un autre ulcère, siégeant à la jambe droite, s'est cicatrisé jusqu'à *cinq* fois par un traitement exclusivement local ; quand des causes traumatiques, des varices considérables se présentent pour expliquer la production, l'entretien et le retour du mal ; quand enfin rien dans les commémoratifs n'autorise même le soupçon d'une manifestation antérieure de la syphilis ?

J'accorde que l'aspect de la plaie puisse être le même dans toutes les espèces d'ulcères. Mais qui oserait assimiler ce troisième fait au premier ? Les ulcères syphilitiques ne présentent-ils donc aucune particularité propre à les faire reconnaître ? Leur nombre, souvent considérable, leur dissémination sur une grande étendue, quelquefois en diverses parties du corps, la présence de nombreuses croûtes noires et épaisses, de cicatrices multiples déprimées, rondes ou irrégulières, au voisinage de la partie malade ou au loin, circonstances qui se trouvent, pour la plupart, mentionnées dans la première observation, ne sont-ce pas des indices assez probables de l'infection vénérienne, même en l'absence de tout commémoratif? Au contraire, un ulcère unique sur une jambe, ou même un certain nombre d'ulcères groupés dans un étroit espace (2e observation), avec des causes traumatiques pour seul antécédent, des varices pour seule lésion concomitante, pourraient-ils inspirer les mêmes soupçons?

Mais, dira-t-on, d'autre part, est-ce bien à l'influence de l'iodure de potassium qu'est due le guérison de l'ulcère de la jambe gauche dans cette troisième observation? Ne tiendrait-elle pas uniquement au changement du traitement externe? Quand je commençai l'emploi de l'iodure de potassium, je remplaçai, en effet, les bandelettes, malgré le succès qu'elles avaient eu à la jambe droite, par des cataplasmes froids, suivis de divers petits moyens qui me semblèrent propres à hâter la guérison.

A cette objection que je me suis faite tout le premier, voici ma réponse : huit jours après le début du traitement ioduré, l'ulcère était tellement modifié que je ne pus attribuer, aux cataplasmes, déjà employés sans succès antérieurement bien des fois, qu'une fort petite part dans cet heureux changement.

La cicatrisation fut obtenue en moins de deux mois, tandis que les guérisons antérieures, à l'aide des seuls moyens externes, avaient demandé infiniment plus de temps, 7 ou 8 mois de soins.

J'ai remarqué encore que d'après le témoignage de la malade, la guérison, cette fois, paraissait plus solide et plus complète qu'elle n'avait jamais été, et elle en donne pour preuves les longues courses qu'elle fait impunément aujourd'hui, en conservant, bien entendu, ses bas lacés.

L'honneur de la cure pour la jambe gauche me semble donc devoir être attribué principalement à l'administration interne de l'iodure de potassium, et cependant je ne saurais croire à la nature syphilitique du mal dans ce cas.

Mais passons à d'autres faits.

Depuis dix ans environ que M. Tigé emploie l'iodure de potassium à l'intérieur, contre les ulcères des jambes, il n'a pas eu un seul insuccès ; la guérison a toujours été prompte et solide ; si, dans plusieurs cas, longtemps après la cure, des récidives ont eu lieu, le même remède s'est de nouveau montré efficace contre elles. Notre confrère évalue à plus de 20 le nombre des malades, la plupart affectés de varices, qu'il a ainsi guéris, alors qu'ils désespéraient de guérir.

Voici un fait qu'il a recueilli récemment à ma sollicitation :

IVe OBSERVATION.

F... 55 ans, cultivateur, affecté, depuis 12 à 15 ans de varices à la jambe gauche, a été atteint, à plusieurs reprises, à la suite de coups et de blessures à cette jambe, d'ulcères plus ou moins longs à guérir. Il se souvient notamment de s'être fait, il y a 10 ans, une plaie avec une faucille, à quatre pouces environ au-dessus du talon.

Il a employé, en vain, pour la guérir, l'eau blanche, l'onguent divin, les cataplasmes émollients, la compression, etc.

Au premier examen, le 26 avril dernier, on constate, à la moitié inférieure de la jambe, du côté interne, une coloration d'un rose vif, des croûtes d'un blanc grisâtre, un petit ulcère d'un centimètre de profondeur, à fond rouge violacé, situé à cinq pouces au-dessus de la malléole interne. En outre la peau est tuméfiée, d'un rouge vif en arrière de la malléole externe et laisse suinter un liquide roussâtre. De nombreux paquets de varices, sous une peau brunâtre, se font remarquer en différents points de la jambe. Le pied est aussi gorgé d'un lacis de veines variqueuses.

Prescription: Iodure de potassium 2 à 3 grammes par jour; lavage avec la décotion de feuilles de noyer ; compression avec une bande de toile.

Dès le 8 mai, à la seconde visite du malade, la cicatrisation de l'ulcère était presque complète; mais la peau était encore tendue, rouge, luisante, depuis le pied jusqu'au milieu de la jambe.

Continuer le traitement ; de plus cataplasmes de graine de lin.

Le 22 mai, moins d'un mois après le debut du traitement, la plaie est complètement cicatrisée ; la pellicule qui la recouvre est brune; les varices sont aussi apparentes, mais il n'y a plus de douleur, si bien que le malade à pu faire trois lieues à pied pour venir montrer sa jambe.

De pareils faits valent mieux que les meilleures arguments. Nous ne pouvons que regretter que M. Tigé n'ait pas recueilli tous les cas qui lui sont passés sous les yeux ; la question serait dès à présent jugée.

Ve OBSERVATION.

L., 56 ans, ouvrier faïencier, est affecté de varices volumineuses des membres inférieurs. Depuis plus de quinze ans il a les deux pieds garnis de varices capillaires qui se retrouvent encore en d'autres points du corps, notamment sur les parois de la poitrine. Il y a dix ans, une plaie à la jambe droite, résultat d'un choc contre une pièce de bois, se change en ulcère, qui ne s'est fermé qu'un ou deux mois, tout au plus, pendant la saison froide, certaines années. Cet homme est entré plusieurs fois à l'Hôtel-Dieu; mais quand la cicatrisation était presque obtenue, il sortait, et bientôt le mal redevenait tout aussi grave. Son travail l'oblige, en effet, à rester debout; la jambe enfle parfois considérablement, alors surtout qu'il reste debout sans marcher; il a un bas lacé, mais il ne peut le supporter que lorsque la plaie est guérie ou à peu près. Au lit, il éprouve parfois des démangeaisons, des douleurs atroces.

Voyant le malade, pour la première fois, le 23 mai de

cette année, je constatai, outre les varices dont j'ai déjà parlé, un ulcère de la largeur et de la forme d'une pièce de 5 francs (4 centimètres de diamètre) situé au niveau de la malléole interne. Fond noir, déprimé; bords durs, blancs, saillants, peu de suppuration, mais sanieuse et d'une horrible odeur. Peu de gonflement circonvoisin, mais une espèce de bottine eczémateuse, comprenant toute la partie inférieure de la jambe, excepté en dehors, à fond rouge, recouvertes de croûtes jaunâtres, laissant suinter çà et là une sérosité roussâtre.

Je prescrivis 60 grammes d'iodure de potassium dans 60 cuillerées d'eau. 2 grammes les deux premiers jours, 3 grammes ensuite; et je me contentai de recouvrir l'ulcère de bandellettes de diachylon.

Le 30 mai, la plaie s'est déjà rétrécie et modifiée; 3 centimètres de diamètre: fond vermeil, moins creux; suintement séreux, et non plus sanieux, moins fétide aussi; l'eczéma est mieux également. Mais il y a toujours de la douleur en travaillant et de violentes démangeaisons la nuit. Un peu de coryza.

Même pansement, même prescription. De plus, essayer de remettre le bas lacé le jour; lavage à l'eau fraîche sur la partie eczémateuse le soir, puis la saupoudrer de farine de froment.

Le 7 juin, presque plus de suppuration. La plaie n'a plus que 2 centimètres de longueur sur 1 de largeur. Mais le bas lacé est encore difficilement supporté.

4 grammes d'iodure par jour.

Le 15, le malade ne se plaignait plus de sa jambe; du 20 au 25, c'est-à-dire après un mois de traitement, la cicatrice était complète. 100 à 120 grammes de sel ioduré avaient suffi.

Mais cet homme qui, depuis longtemps, n'a pas d'appétit; qui, faute de ressources, se nourrit fort mal, qui est sujet en outre à la constipation, à des douleurs gastralgiques, a commencé vers le 12, à se plaindre de douleur à l'hypochondre gauche. 40 grammes de sulfate de soude, quelques tasses de camomille, des sinapismes répétés, des paquets de magnésie et de rhubarbe commençaient à le rétablir, quand survint une angine. 10 c. de tartre stibié, des gargarismes alumineux, la diète et le repos ont triomphé de ce nouvel accident, déterminé, je suppose, par un refroidissement éprouvé en travaillant ; car le malade avait continué jusque-là ses occupations.

Une pommade au goudron, prescrite en dernier lieu, a modifié heureusement l'eczéma qui persistait encore, quoique moins intense, autour de la cicatrice. Le malade a repris ses travaux ; il y a eu un peu d'œdème des jambes les premiers jours ; quelques toniques l'ont dissipé. Cet homme est aujourd'hui très-bien, ne souffre plus de sa jambe, et le bas lacé, je l'espère, préviendra les récidives de son ulcère.

Voilà encore un beau succès de l'iodure de potassium ; la modification qu'éprouvent lés ulcères sous l'influence de ce médicament est vraiment surprenante. La guérison a été encore si prompte dans ce cas, qu'on sera sans doute tenté de se demander de nouveau, si la maladie n'était pas de nature syphilitique. Cependant, qu'on examine les conditions présentées par ce malade : un ulcère unique, causé par un coup, entretenu manifestement par des varices, guéri momentanément par le repos et de simples moyens externes, reproduit par le travail ; en outre, d'après plusieurs interrogatoires, faits avec soin, absence complète de manifestations syphilitiques secondaires vers la peau, la gorge, le cuir chevelu et le reste du corps ; est-il possible d'admettre, malgré cela, que l'affection fût vénérienne ?

Mais cet homme, il y a 32 ans, a eu un chancre, deux bubons qui ont suppuré ; il a subi alors un traitement mercuriel ! Ce renseignement va-t-il réduire à néant toutes les conditions précédentes qui plaident si puissamment en faveur de la nature non-spécifique de l'ulcère ?

Je pourrais dire, appuyé de l'autorité de M. Ricord, que les bubons qui suppurent ne sont pas ceux à la suite desquels se voit ordinairement la syphilis constitutionnelle, que l'absence de toute manifestation ultérieure de cette maladie est un puissant motif pour croire à sa non-existence; mais je me contenterai d'un seul argument : si l'ulcère de L... était jugé syphilitique, quel serait l'ulcère qui pourrait éviter la même qualification ? Cela reviendrait à dire qu'il n'y a aucune distinction possible entre les ulcères syphilitiques et ceux qui ne le sont pas ; que rien ne peut jamais éclairer sur leur nature, sauf le résultat de la médication spécifique. Si une pareille exagération pouvait trouver quelque crédit, je demanderais comment cet ulcère a pu, lui aussi, céder au repos, aux seuls moyens externes, à plusieurs reprises, avant l'emploi de l'iodure de potassium ? On me répondrait sans doute que des ulcères syphilitiques peuvent se cicatriser parfois momentanément sous l'influence d'un traitement local, non-spécifique. Soit, admettons cette proposition ; mais alors, comment nierait-on la possibilité de l'influence heureuse d'un médicament spécifique sur un ulcère simple ? Comment pourrait-on invoquer encore contre nous, la sentence hippocratique : *Naturam morborum ostendunt curationes ?*

M. le professeur Forget (de Strasbourg), a déjà, il y a quelques années, battu en brèche cet aphorisme dont on fait trop souvent abus.

Pour forcer les convictions les plus rebelles, il eut été bon, je le sens, d'exclure du traitement tous les moyens locaux que nous avons employés comme propres à assurer et hâter la guérison de nos malades. Mais ces moyens avaient été mis en usage inutilement plusieurs fois ; comment empêcher d'ailleurs les malades de protéger leurs plaies contre les frottements, d'établir sur leurs jambes engorgées une compression dont l'instinct et le bon sens indiquent les avantages et la nécessité ? Au surplus, si les ulcères étaient continuellement irrités ou pansés d'une manière irrationnelle, si l'on ne s'opposait pas aux progrès de l'engorgement que produisent la marche et le travail sur des membres variqueux, l'iodure de potassium pourrait bien échouer ; mais cela ne diminue point le mérite de la médication iodurée, qui permet aux malades de se guérir en continuant leurs occupations, avec la simple précaution de comprimer chaque matin la jambe, à l'aide d'une bande ou d'un bas lacé ?

Je me borne, en général, à recouvrir les plaies avec des bandelettes de diachylon, imbriquées et croisées, que je change une seule fois, rarement deux fois, par semaine; un léger attouchement avec la teinture d'iode, le jour du pansement, me paraît avantageux. — Il ne faut point essuyer la plaie; il faut seulement nettoyer son pourtour quand la suppuration est abondante. — Les cataplasmes émollients, les douches d'eau froide, etc., nous ont été aussi d'un utile secours dans certaines circonstances.

J'ai encore employé la médication iodurée dans deux autres cas.

VIe OBSERVATION.

Veuve D..., 75 ans, laveuse; varices aux deux jambes depuis l'âge de 44 ans, époque de la cessation des menstrues. Jamais d'affection syphilitique. Un bouton écorché, à la jambe droite, devient un ulcère, il y a deux ans; enflure de la jambe, douleur vive, marche impossible pendant six mois; guérison au bout d'un an seulement, après l'essai d'une foule de remèdes. Bientôt un autre bouton, écorché de même, reproduit les mêmes accidents.

Le 28 avril, je constate un ulcère, peu profond, ayant à peu près deux centimètres de diamètre, situé à la partie moyenne et antérieure de la jambe droite. La marche est très pénible; il y a du gonflement, de la rougeur en plusieurs points; des écailles sur tout le membre; une autre écorchure, ulcérée récemment, au-dessus de la malléole externe; des dilatations variqueuses, considérables de la saphène interne. — Jamais cette femme n'avait eu de mal auparavant sur le corps. Mais elle tousse beaucoup, elle est essoufflée, vomit quelquefois des glaires.

Elle prend pendant trois semaines, deux, puis trois grammes d'iodure. Au bout de 15 jours, l'écorchure superficielle était cicatrisée; l'ulcère, plus ancien, s'était considérablement rétréci et paraissait sur le point de se fermer. Le catarrhe et l'oppression avaient aussi diminué.

— La malade suspendit alors son remède malgré mes avis; le 1er ulcère s'ouvrit de nouveau et l'autre recommença à s'étendre en largeur et en profondeur.

Le 11 juin, la malade reprend l'usage de l'iodure à 2 grammes par jour; l'ulcère inférieur était de nouveau fermé le 17, l'autre bourgeonnait et se rétrécissait; moins d'engorgement; pas de douleur, la malade peut marcher et a repris son état de laveuse.

Le remède est négligé de nouveau, si bien que la veuve D... n'est pas encore tout-à-fait guérie. Un embarras gastrique, une courbature gagnée au bateau, m'ont empêché de revenir jusqu'à ces derniers jours, à la médication; mais d'après l'influence favorable qu'elle a eue à deux reprises, je ne doute pas du succès, quand elle sera plus exactement suivie.

VIIe OBSERVATION.

Enfin, l'iodure de potassium a encore été utile à un domestique, âgé de 45 ans, affecté depuis plus de 15 ans, de varices considérables à la jambe droite, avec un énorme engorgement, un eczéma très-étendu et de nombreuses ulcérations superficielles. La marche était impossible, sans le secours des béquilles, depuis plus de 8 mois; le pied pouvait à peine être appuyé à terre. — L'origine des varices dont la veine saphène interne surtout était le siége, pourrait être rapporté peut-être à un bubon suppuré, dont l'aine droite a conservé les cicatrices. Ce bubon avait été précédé de chancres, et le malade avait subi alors un traitement mercuriel. Aucune manifestation syphilitique n'avait eu lieu depuis lors; et il y a 12 ans, une première atteinte des accidents actuels avait cédé, sans traitement spécifique, après 7 mois de séjour à l'Hôtel-Dieu, des bains de Baréges, des bains salés, des applications de goudron.

L'engorgement s'est promptement amendé sous l'influence du traitement ioduré; la douleur a cessé à peu près complètement, et les béquilles ont été abandonnées.

Mais ce qu'il y a eu de plus remarquable sur ce sujet,

c'est une amélioration rapide et extraordinaire d'un catarrhe pulmonaire chronique, accompagné d'oppression considérable, qui gênait le malade depuis plusieurs années. — En 4 mois, il a consommé 250 grammes d'iodure de potassium. Des applications de goudron sur la jambe ont eu leur part dans la guérison de l'eczéma ; le bas lacé que le malade ne peut supporter que depuis peu de temps, contribuera à son tour, j'espère, à prévenir les récidives.

Des faits qui précèdent, corroborés par le témoignage et l'expérience déjà longue de M. Tigé, il me semble permis de conclure que l'iodure de potassium, administré à l'intérieur, est une précieuse ressource contre les ulcères anciens et rebelles, qu'il y ait lieu ou non de soupçonner une infection vénérienne antérieure ; les ulcères et les engorgements variqueux eux-mêmes subissent sa bienfaisante influence.

Loin de nous, je le répète, la pensée de déprécier, à plus forte raison de rejeter les moyens locaux qui, à eux seuls, réussissent si souvent. Nous les employons nous-mêmes. Mais la facilité, la promptitude et la solidité de la guérison à l'aide du traitement interne, ajouté au traitement externe, dans des cas où ce dernier, malgré les combinaisons les plus variées, se montrait insuffisant, nous semblent incontestables.

Les doses auxquelles nous portons ce médicament, bien qu'indiquées depuis longtemps par M. Ricord et acceptées par un certain nombre de médecins, ne sont pas néanmoins généralement adoptées. Dans les cas légers, on pourra se borner à deux, trois ou quatre grammes par jour ; dans les cas graves, il faudra peut-être aller plus loin. Pour mon compte, je n'ai jamais dépassé six grammes. Je n'ai point vu d'effets fâcheux de cette médication, bien qu'elle ait été prolongée, pendant quinze à dix-huit mois, avec des intervalles de repos, chez la personne qui fait le sujet de notre première observation.

Chose remarquable ! c'est précisément dans le premier

cas, où il y avait des raisons fondées de soupçonner l'influence du vice syphilitique, que l'iodure de potassium a eu le plus de peine à amener une guérison complète. La guérison a été infiniment plus rapide dans tous les autres cas ; elle n'a exigé qu'un ou deux mois (5 fois), quatre mois (1 fois). Le larmoiement, le coryza, un léger mal de gorge, une éruption papuleuse au visage, quelques coliques, surtout quand le remède était pris en dehors des repas, une plus grande liberté du ventre ou même une diarrhée séreuse parfois, voilà tout ce que nous avons observé comme effets physiologiques de l'iodure de potassium sur nos malades.

Nous l'avons toujours donné dans de l'eau pure ; autant de grammes, autant de cuillerées d'eau ; nous recommandions de le prendre immédiatement avant le repas.

On pourrait être arrêté par la considération du prix du médicament. Cependant, en le prescrivant à doses élevées, 60 grammes, par exemple, nous avons obtenu de plusieurs de MM. les pharmaciens (on obtiendrait cela de tous, je pense) qu'il fût livré à nos malades, nécessiteux pour la plupart, à 5 centimes le gramme. C'est donc, en moyenne, une dépense de 10, 15, 20 centimes par jour, 25 ou 30 centimes au plus, pendant un ou deux mois, rarement plus longtemps ; il n'est guère de personnes qui ne puisse la faire.

Nous n'avons point observé d'accidents par suite de la suppression des ulcères chez nos malades. Au contraire, l'amélioration de la santé générale a été remarquable chez la plupart d'entre eux. C'est qu'il y a, je crois, une grande différence entre la guérison graduelle et ménagée, *spontanée*, on pourrait le dire, des ulcères sous l'influence d'une médication interne qui agit en même temps sur toutes les *humeurs* (qu'on me passe ce vieux mot) et leur suppression, plus ou moins rapide, par de simples topiques. Néanmoins, les purgations, les émissions sanguines mêmes me semblent des mesures de précaution qu'il importera de ne point négliger, dans certaines occasions.

Après un examen consciencieux, les indispositions ultérieures éprouvées par les malades des observations V[e] et

VIe m'ont paru tout-à-fait accidentelles et nullement en rapport avec le traitement subi ou la guérison des ulcères.

La confiance que nous avons dans l'iodure de potassium contre les ulcères chroniques des jambes, n'ira pas jusqu'à nous faire oublier qu'il ne saurait être applicable à toutes les espèces d'ulcères. Mais nous croyons, laissant de côté les ulcères scorbutiques, dartreux, scrofuleux mêmes qui réclament un traitement plus complexe, les ulcères cancéreux, sur lesquels, hélas! nous n'avons pas de prise, nous croyons, dis-je, que ce médicament sera heureusement employé contre les ulcères que l'on rencontre le plus communément.

Ainsi, les ulcères préparés, entretenus par des varices, dont nous avons surtout cité des exemples; très-fréquents, on le sait, ils sont peut-être encore plus communs qu'on ne le suppose. D'après un jeune chirurgien fort distingué, M. Verneuil, les veines profondes de la jambe, en effet, seraient les premières variqueuses, et les veines superficielles ne le deviendraient que consécutivement. De sorte qu'on peut supposer, même en l'absence de varices apparentes, une gêne de la circulation veineuse profonde qui perpétue ou reproduit certains ulcères de jambe. C'est l'idée que j'ai eue pour la femme de l'observation IIe. Il y a, du reste, encore beaucoup à faire sur la question des varices; les causes mécaniques ont certainement une grande influence sur leur développement, mais il y a aussi des influences vitales, des dispositions individuelles dont il faut tenir compte. Je crois, par exemple, que si les ulcères des jambes sont souvent entretenus par des engorgements variqueux, ceux-ci sont, à leur tour, augmentés et développés par les ulcères. Cette action réciproque de deux états morbides s'observe à chaque instant dans le champ pathologique. Ici, il est facile de comprendre que les ulcères, centre de douleur, de fluxion et de suppuration, appelant, d'une part, une plus grande somme de sang, et la facilité du retour de ce sang étant diminuée, d'autre part, par l'engorgement préexistant, celui-ci se trouve accru et réagit de nouveau, d'une manière fâcheuse, sur l'état des ulcères.

Sous l'influence de l'administration interne de l'iodure de potassium, nos observations le prouvent, la suppuration ulcéreuse change rapidement de nature, perd son odeur fétide, l'état de la plaie se modifie favorablement, l'engorgement disparaît, la douleur cesse, la marche devient facile, la guérison enfin est bientôt complète. Quel est le secret de ce merveilleux changement? Y aurait-il trop de témérité à supposer que ce sel qui passe rapidement, on le sait, dans toutes les sécrétions, passe aussi dans la sécrétion ulcéreuse? Mis ainsi en contact avec les ulcères du dedans au dehors, il les modifie molécule à molécule, c'est-à-dire aussi complètement que possible, en même temps qu'il étend sa bienfaisante influence sur les engorgements circonvoisins et agit sur toute la constitution.

Si je ne craignais de trop m'avancer sur le terrain des hypothèses, je ferais encore une remarque sur l'amélioration inattendue que deux de nos malades, soumis au traitement ioduré, ont éprouvé du côté de la poitrine.

Chez nos confrères d'outre-Rhin, les maladies causées par des développements variqueux dans les organes internes, ne sont plus, depuis longtemps déjà, considérées comme hypothétiques. (V. J.-P. Frank, tom. 1, p. 495.) Sous le nom de *vénosité*, de *pléthore veineuse abdominale*, *cérébrale*, ou *thoracique*, ils reconnaissent et décrivent des états morbides dont nous n'avons même pas l'idée.

Nos deux malades catarrheux et asthmatiques avaient-ils des engorgements variqueux du côté des poumons? Je voudrais être en Allemagne, pour émettre cette opinion; mais ce que je ne crains pas d'avancer, c'est que les malades atteints de varices aux membres inférieurs, en offrent parfois aussi en d'autres points du corps (obs. V) et paraissent, par conséquent, sous l'influeuce d'une prédisposition particulière.

Après les varices, ce sont les mauvais modes de pansement, les applications irritantes, la marche, la fatigue, le défaut de soins et de propreté qui rendent le plus souvent raison de la conversion d'une plaie, d'une écorchure en ulcère.

L'ulcère, une fois créé, s'entretient de lui-même, se renouvelle facilement, tant qu'un puissant modificateur n'intervient pas. Souvent un traitement local suffirait alors, mais quelquefois aussi le traitement interne pourra être utile.

D'autres fois, enfin, il faut admettre, en dehors des vices syphilitique, scrofuleux, dartreux, scorbutique, dont la puissance ulcérative est bien connue, une disposition individuelle qui produit, entretient et renouvelle les ulcères. Il y a des personnes qui, comme on le dit vulgairement, ont des humeurs, du mauvais sang, qui suppurent facilement, dont les plaies s'enveniment.

C'est pour ces personnes qu'il y aurait lieu de ressusciter la *diathèse ulcérante* de Phil. Boyer, s'il n'était plus simple, comme je l'ai remarqué en débutant, de reconnaître seulement à diverses causes locales et générales la propriété d'amener, d'entretenir et de reproduire l'ulcération.

J'observe, en ce moment, un fait bien curieux, qui est propre tout à la fois à mettre en lumière l'influence des dispositions individuelles sur la production des ulcères et les procédés de la nature pour en opérer la guérison.

VIIIe OBSERVATION.

Une femme, âgée de 53 ans, laveuse, ayant eu trois enfants, a été atteinte, à l'âge de 18 ans, de trois ulcères à la jambe gauche, attribués par elle à un venin d'eau. Il a fallu trois mois, du repos et divers remèdes pour les guérir.

Pendant sa 1re grossesse, cette jambe enfla et est restée plus grosse depuis cette époque. Elle porte en plusieurs points des nodosités variqueuses très-prononcées. Il y a 11 ans, 4 ans avant la cessation des règles, après avoir pilé, pieds nus, une couverture de laine, la même jambe devint violette, des boutons blancs parurent; trois ulcères s'en suivirent, aux mêmes endroits qu'à l'âge de 18 ans. Deux se guérirent au bout d'un an; le 3e, situé à la partie interne et inférieure de la jambe ne s'est jamais fermé.

La plaie a eu, pendant un certain temps, la largeur de la paume de la main; une suppuration considérable, mais sans fétidité, des hémorrhagies depuis l'âge de retour, un gonflement énorme, des douleurs atroces, incessantes, le jour et la nuit, ont forcé la malade à garder parfois le repos pendant deux mois, l'ont engagée à se soumettre à toute espèce de traitement; pendant un an, chaque jour un de nos confrères a eu la constance de lui mettre les bandelettes de diachylon. Rien n'avait réussi. Cependant, depuis un an, les douleurs étaient moins vives, quoique la plaie fût encore fort vaste (8 cent. de longueur sur 5 ou 6 de largeur).

Le 20 avril, la veuve P. tombe malade; elle vomit de la bile, elle a la fièvre. On la purge, on lui donne des pilules fébrifuges. Le 22, un érysipèle se développe sur la jambe malade; il dure 15 jours; il sort beaucoup de sérosité roussâtre de toutes les parties enflammées; la plaie aussitôt diminue d'étendue, et peu à peu elle se réduit à 2 centimètres de longueur. Il faut dire qu'en compensation un vésicatoire, entretenu au bras depuis 6 ans, rendait beaucoup plus. Cependant la malade avait repris ses travaux; quoiqu'il y eût encore, le jour où elle vint me voir pour la première fois, le 20 mai, beaucoup de gonflement, de la douleur, une coloration violacée en certains points, je voulus voir agir la nature jusqu'au bout.

Je prescrivis uniquement la compression de la jambe à l'aide d'une bande roulée.

L'amélioration continua d'abord; mais, par suite probablement des fatigues supportées par la veuve P... le 4 juin, la cicatrice commençait à se détruire, la suppuration reparaissait; le gonflement et la douleur augmentaient.

Alors seulement, sous la menace si formelle d'une récidive, je me décidai à intervenir. 2 grammes d'iodure de potassium ont été pris, pendant un mois, chaque jour; la cicatrice est devenue à peu près complète; le gonflement a diminué (2 centim. de moins en circonférence au-dessus et au-dessous du mollet), il n'y a presque plus de douleur. Un bas lacé achèvera, j'espère, la guérison.

Une diarrhée séreuse a signalé les débuts de la médication iodurée; une angine et des douleurs sciatiques, causées probablement par un refroidissement, sont survenues en dernier lieu; mais ces petites misères n'ont eu aucune suite.

Quelque persuadé que je sois des vertus de l'iodure de potassium, je laisse volontiers à la nature tout l'honneur de la guérison si remarquable de cet ulcère. Ce fait n'en est pas moins un grand enseignement. Il prouve la nécessité d'une modification profonde, dans certains cas, non-seulement des ulcères eux-mêmes, mais encore des parties qui les entourent. N'ayant pas toujours, à ses ordres, un érysipèle aussi heureusement perturbateur que celui dont il vient d'être question (la malade de l'observation 3e en a eu plusieurs sans en retirer de bénéfice), le médecin devra donc, quand il reconnaîtra l'insuffisance des moyens locaux, recourir à une médication interne, à l'iodure de potassium, par exemple, dont les faits précédents attestent les bons résultats. *Medicus, naturæ minister et interpres, quicquid meditetur et faciat, si naturæ non obtemperat, naturæ non imperat.* (Baglivi.)

L'iodure de fer, beaucoup employé par M. Ricord et une foule de praticiens à sa suite, dans les ulcères secondaires, atoniques et indolents de la syphilis, conviendrait peut-être aussi bien, ou mieux parfois, que l'iodure de potassium pour les ulcères simples, présentant les mêmes conditions. Je regrette de n'avoir pas songé à l'employer dans le 1er cas que j'ai rapporté; peut-être eût-il abrégé la durée de la cure. Je crois aussi qu'il sera bon quelquefois de recourir encore, comme Everard Home, au fer et au quinquina.

En plaidant ainsi pour une nouvelle application de l'iodure de potassium, M. Tigé et moi, nous ne faisons, on le voit, que rajeunir une idée ancienne, celle d'une médication interne dans les ulcères des jambes. Mais il nous paraît, comme à M. le professeur Velpeau (discours sur la fièvre puerpérale, à l'Académie, 1858), également utile et méritoire, de rajeunir une bonne idée.

A ce propos, il y aurait à produire des considérations de physiologie pathologique qui ne seraient peut-être pas sans intérêt.

Aux maladies locales, on n'oppose trop souvent de nos jours que des moyens locaux ; on oublie trop l'influence des dispositions générales de l'économie sur les maladies localisées ; on songe trop rarement à la nécessité de s'adresser à l'organisme entier pour modifier l'état d'une de ses parties.

Aussi, la proposition d'une médication interne dans les ulcères des jambes, pourra paraître étrange au premier abord ; mais, à la réflexion, on reconnaîtra qu'elle a son utilité.

Peut-être, en outre, l'avenir confirmera-t-il nos espérances, à savoir que l'iodure de potassium dont l'emploi, à notre connaissance, n'a pas été proposé dans les ulcères simples des jambes, est l'agent le plus commode et le plus sûr auquel on puisse recourir dans bien des cas, pour seconder ou assurer l'effet des moyens externes dirigés contre cette triste infirmité. S'il pouvait avoir le succès et la fortune du chlorate de potasse dans les ulcères de la bouche, et entrer, comme lui, dans la pratique générale, nous nous estimerions heureux d'avoir contribué, par nos faibles efforts, à un nouveau progrès de la thérapeutique.

RÉSUMÉ ET CONCLUSIONS.

1° L'iodure de potassium, administré à la dose de 2 à 6 grammes par jour, guérit, en un ou deux mois, rarement plus, les ulcères des jambes les plus rebelles, lors même qu'ils ne sont pas de nature syphilitique. Les ulcères et les engorgements variqueux eux-mêmes cèdent rapidement à cette médication, secondée par une compression régulière et un pansement simple.

2° Les malades peuvent continuer leurs travaux pendant le traitement ; ils n'ont besoin ni du repos ni du séjour de l'hôpital.

3° La guérison par cette méthode semble plus facile, plus complète et plus solide que par les autres méthodes connues jusqu'ici.

Nantes, Imprimerie de Mme Ve Camille Mellinet.

www.ingramcontent.com/pod-product-compliance
Ingram Content Group UK Ltd.
Pitfield, Milton Keynes, MK11 3LW, UK
UKHW032021260826
14628UKWH00006B/2639

9 782019 656683